BEI GRIN MACHT SICH IHR WISSEN BEZAHLT

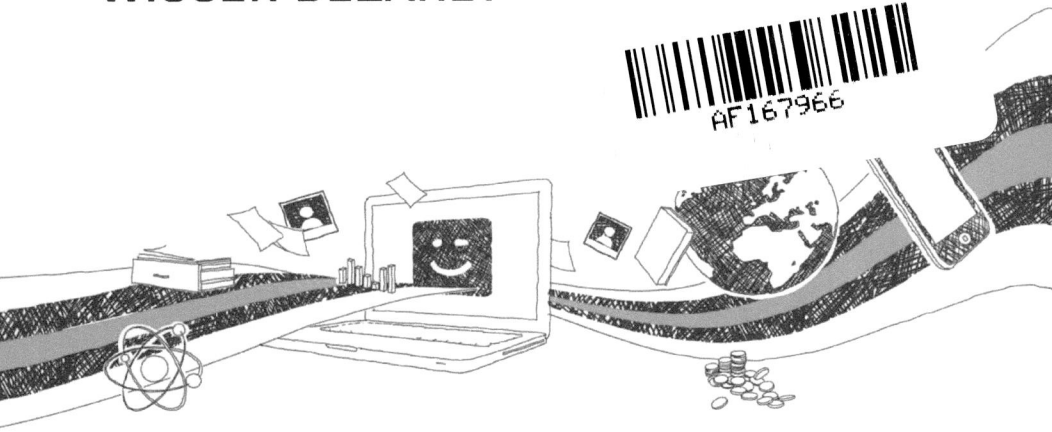

- Wir veröffentlichen Ihre Hausarbeit, Bachelor- und Masterarbeit

- Ihr eigenes eBook und Buch - weltweit in allen wichtigen Shops

- Verdienen Sie an jedem Verkauf

Jetzt bei www.GRIN.com hochladen und kostenlos publizieren

Bibliografische Information der Deutschen Nationalbibliothek:

Die Deutsche Bibliothek verzeichnet diese Publikation in der Deutschen National-
bibliografie; detaillierte bibliografische Daten sind im Internet über http://dnb.d-
nb.de/ abrufbar.

Impressum:

Copyright © 2017 GRIN Verlag
Druck und Bindung: Books on Demand GmbH, Norderstedt Germany
ISBN: 9783346091765

Dieses Buch bei GRIN:

https://www.grin.com/document/511630

Simon Bimczok

Das Recht auf "Nichtwissen" bezüglich Krebserkrankungen

Wie gesundheitsfördernd ist die Früherkennung bei Prostatakrebs (in Deutschland)?

GRIN Verlag

GRIN - Your knowledge has value

Der GRIN Verlag publiziert seit 1998 wissenschaftliche Arbeiten von Studenten, Hochschullehrern und anderen Akademikern als eBook und gedrucktes Buch. Die Verlagswebsite www.grin.com ist die ideale Plattform zur Veröffentlichung von Hausarbeiten, Abschlussarbeiten, wissenschaftlichen Aufsätzen, Dissertationen und Fachbüchern.

Besuchen Sie uns im Internet:

http://www.grin.com/

http://www.facebook.com/grincom

http://www.twitter.com/grin_com

Universität Bremen

Fachbereich 11 Public Health/Gesundheitswissenschaften B. A.

Seminar: Risikokonflikte, Risikodiskurse, Risikokommunikation

Sommersemester 2017

Das Recht auf „Nichtwissen" bezüglich Krebserkrankungen. - Wie gesundheitsfördernd ist die Früherkennung bei Prostatakrebs (in Deutschland)?

Abgabetermin 30.09.2017

Vorgelegt von: Simon Bimczok

Studiengang: Public Health/Gesundheitswissenschaften B. A.

Datum: 28.09.2017

Inhaltsverzeichnis

1. Einleitung 1

2. Nichtwissen 2

   2.1 Definition des Begriffs 2

   2.2 „Nichtwissen" im Gesundheitsbereich 3

   2.3 Das Recht auf Nichtwissen 4

3. Krankheitsbild Prostatakrebs 5

   3.1 Definition/Diagnose 5

   3.2 Ursachen/Risikofaktoren 6

   3.3 Symptome und Nebenwirkungen 7

   3.4 Prävention und Früherkennung 7

      3.4.1 Tastuntersuchung 8

      3.4.2 Der PSA-Test 8

      3.4.3 Biopsie 10

      3.4.3 Ergänzende Verfahren durch neue Biomarker 10

   3.5 Therapiemaßnahmen 11

4. Fachgerechte Wissensvermittlung - Geht das überhaupt? 11

5. Bewertung der Sinnhaftigkeit von Prostatakrebsvorsorge 13

6. Fazit 15

7. Literaturverzeichnis 18

1. Einleitung

Im Alltag kann es manchmal besser sein, Mitmenschen das Wissen über bestimmte Dinge vorzuenthalten. Dies soll verhindern, dass die aktuelle Situation verschlimmert wird. Geschehen kann das in Form von Notlügen oder dadurch, dass man jemandem etwas, was er wissen sollte, nicht erzählt. Die Entscheidung, sein Gegenüber im Unklaren zu lassen, liegt dann bei der Person, die das Wissen besitzt. Die Frage ist, würde der Andere wissen wollen, was ihm verschwiegen wird, wenn ihm klar wäre, dass dies negative Folgen für ihn haben könnte?

Diese Frage möchte ich nun auf den Gesundheitssektor und konkret auf die Erkrankung Prostatakrebs beziehen. Im Jahr 2013 sind insgesamt 482.470 Personen in Deutschland an Krebs erkrankt. 252.550 davon waren Männer und 59.620 dieser Männer bekamen die Diagnose Prostatakrebs. 13.408 von ihnen verstarben in diesem Jahr an der Erkrankung. Damit ist Prostatakrebs die häufigste Krebserkrankung bei Männern in Deutschland sowie die dritthäufigste, die zum Tod führt (Zentrum für Krebsregisterdaten im Robert Koch-Institut 2016). Auch weltweit ist Prostatakrebs eine der häufigsten Krebserkrankungen. Insgesamt wurde bei 1,1 Mio. Männern im Jahr 2012 Prostatakrebs diagnostiziert. Das sind 15% aller Krebserkrankungen beim Mann. 307.000 Männer verstarben an Prostatakrebs. Dies macht die Krankheit und deren Bekämpfung zu einem enorm wichtigen Thema in der globalen Gesundheitspolitik und auch in Deutschland (Ferlay et al. 2012). Hinzu kommt, dass die Behandlung von Prostatakrebs auch eine ökonomische Belastung für die Gesellschaft ist. Allein im Jahr 2006 gaben die Länder Deutschland, Großbritannien, Frankreich, Niederlande, Italien und Spanien 106,7-179,0 Mio. Euro für die Bekämpfung der Krankheit im ersten Jahr nach der Diagnose aus (Roehrborn & Black 2011).

70% der Prostatakrebs-Neuerkrankungen traten 2012 in Industrieländern auf. Hier wurden auch die meisten Vorsorgeuntersuchungen durchgeführt. Die Unterschiede zwischen Entwicklungs- und Industrieländern sind jedoch deutlich geringer in den Zahlen zur Mortalität (Ferlay et al 2012), was als ein Anzeichen für die mögliche Sinnlosigkeit der Vorsorgeuntersuchung durch den sogenannten PSA-Test gewertet werden kann. Der PSA-Test ist eine Möglichkeit, ein Antigen im Blut nachzuweisen und soll somit zur besseren Früherkennung bei Prostatakrebs dienen. Der Test ist jedoch stark umstritten und führt häufig zu einer Fehldiagnose (sowohl falsch-positiv als auch falsch-negativ) und somit zu einer großen und vermeidbaren Belastung für die Patienten, sowohl in physischer als auch psychischer Hinsicht (Zentrum der Gesundheit 2017).

Eine Krebsdiagnose bedeutet in der Regel einen gewaltigen Einschnitt in das alltägliche Leben. Das Thema Krebs ist immer ein emotionales und es überfordert viele Menschen, wenn sie die Diagnose bekommen. Das Leben, wie es vorher war, verändert sich plötzlich und nicht nur der Körper, sondern auch die Seele gerät aus dem Gleichgewicht. Um Pro- und Kontra-Argumente zu verstehen, wird die Prostatakrebs-Vorsorge durch den PSA-Test in dieser Hausarbeit genauer betrachtet. Profitiert man wirklich davon, sich testen zu lassen oder geht man damit nur das vermeidbare Risiko einer Fehlbehandlung ein? Die Leitfrage dieser Arbeit ist daher: Das Recht auf „Nichtwissen" bezüglich Krebserkrankungen. - Wie gesundheitsfördernd ist die Früherkennung bei Prostatakrebs (in Deutschland)?

Einleitend soll jedoch zuerst mit einer soziologischen Definition des Begriffs „Nichtwissen" begonnen werden, um dem Leser einen Überblick zu verschaffen, was er bedeutet und welche Relevanz er im Gesundheitssektor hat. Danach wird, für ein besseres Verständnis der Krankheit, das Krankheitsbild „Prostatakrebs" mit Hilfe der Definition, der Ursachen, des medizinischen Erscheinungsbilds, der Möglichkeiten zur Früherkennung und der Therapiemaßnahmen genau dargestellt. Ein besonderer Fokus wird dabei auf die Prävention und Früherkennung gelegt, indem die verschiedenen Methoden erklärt, sowie einige Fakten zur Früherkennung dargstellt werden. Anschließend folgt ein kurzer Abschnitt, der darlegen soll, warum fachgerechte Wissensvermittlung sehr kompliziert sein kann. Dann widmet sich die Arbeit der Bewertung der Sinnhaftigkeit der Früherkennung bei Prostatakrebs anhand der erarbeiteten Ergebnisse, um abschließend im Fazit die Relevanz des Themas für den Public Health-Sektor herauszuarbeiten und weitere Forschungsfragen im Zusammenhang mit einem Zukunftsausblick zu formulieren.

2. Nichtwissen

2.1 Definition des Begriffs

Der Duden definiert Nichtwissen als „Fehlen von Wissen, Kenntnissen (auf einem bestimmten Gebiet)" (Bibliographisches Institut 2017). In der Soziologie wird dieser Begriff jedoch kontrovers diskutiert und die oben genannte Definition angezweifelt. Prof. Dr. Niels Gottschalk-Mazouz, ein deutscher Soziologe und Philosoph, grenzt Nichtwissen von Begriffen wie Unwissenheit oder Ahnungslosigkeit ab, denn für ihn bedeutet Nichtwissen, dass man sich darüber im Klaren ist, dass man etwas nicht weiß und in dem Fall auch das Risiko möglicher Konsequenzen des Nichtwissens eingeht. Er sagt auch, dass Wissen durch die Komponenten „Überzeugtheit", „Wahrheit" und „Begründetheit" definiert ist, und dass die Abwesenheit dieser Komponenten „Nichtwissen" für manche zum Gegenteil von „Wissen" macht (Gottschalk-Mazouz 2007).

Das sieht Nico Stehr, ein deutscher Kulturwissenschaftler und Soziologe jedoch anders. Er lehnt den Begriff „Nichtwissen" als Negation des Begriffs Wissen ab und stellt klar, dass das Wissen in der Gesellschaft nicht gleich verteilt ist und man deshalb von einer Abstufung von Wissen sprechen sollte. In modernen Gesellschaften gelte nicht nur, dass wir nicht genug wissen, sondern dass wir von zu viel nur wenig wissen. Denn es sei so viel Wissen verfügbar, dass der Einzelne gar nicht alles wissen könne. Eine arbeitsteilige Gesellschaft basiert darauf, dass das verfügbare Wissen geteilt wird, weshalb Nutzen aus Wissen gezogen werden muss, das man nicht kennt, sagt Stehr und schließt deshalb: „Wir sollten uns des falschen, absoluten Gegensatzes von Wissen und Unwissen entledigen; es gibt nur weniger oder mehr Wissen und etwas Wissende und etwas anders Wissende. Das praktische Problem ist immer zu wissen, wie viel oder wie wenig man in bestimmten Situationen weiß. Wissen ist kontextspezifisch. Eine Person ist nicht wissend oder unwissend. Sie hat in dem einen Kontext mehr Wissen als in einem anderen Kontext." (Stehr 2013: 3). Neues Wissen bedeute somit auch immer erweiterte Handlungsmöglichkeiten und das führe zu erweiterten Ergebnismöglichkeiten dieses Handelns, die sowohl positiv als auch negativ ausfallen können. Begrenztes Wissen kann also entlastend sein, während neues Wissen belastend wirken kann (Stehr 2013).

2.2 „Nichtwissen" im Gesundheitsbereich

Der Nutzen von Wissen ist also nicht immer gegeben. Prof. Dr. Bettina Schmidt stellt klar, dass Wissen überhaupt nur von Nutzen sein kann, wenn es korrekt und widerspruchsfrei ist und sich fehlerlos vermitteln und erwerben lässt. Bezogen auf den Gesundheitssektor sollte es das Gesundheitsverhalten in gewünschter Weise verändern und somit schlussendlich die Gesundheit des Wissensempfängers fördern. Gesundheitswissen ist jedoch meistens hochkomplex und es gibt wenige Themenbereiche im Gesundheitswesen, zu denen es gesichertes und unumstrittenes Fachwissen gibt. Es entsteht nämlich meistens nicht basierend auf endgültigen Gewissheiten, sondern hängt von errechneten Wahrscheinlichkeiten ab. Schmidt schließt, dass Gesundheitswissen nicht widerspruchsfrei formuliert werden kann (Schmidt 2012). Jedoch hat jeder Arzt oder jede Ärztin eine Vorstellung von korrektem Wissen und somit auch von gesundheitsbewusstem Verhalten. Sollte dieses Wissen sich jedoch als falsch herausstellen, kann das für die PatientInnen ungewollte gesundheitliche Folgen haben. Konkret: Wenn der Arzt oder die Ärztin aufgrund von fehlerhaftem Fachwissen eine Fehldiagnose stellt, denkt der/die Diagnostizierte entweder fälschlicherweise, er wäre gesund, obwohl er krank ist, oder umgekehrt, und unterzieht sich dann entweder unnötigen strapazierenden Behandlungen oder ihm bleiben notwendige Behandlungen vorenthalten.

2.3 Das Recht auf Nichtwissen

Da es bei medizinischen Behandlungen zu eben solchen Vorfällen kommen kann, ist es besonders in diesem Bereich wichtig, dass ein Recht auf Nichtwissen im Gesetzbuch festgelegt ist. Zuerst einmal gibt es die ärztliche Aufklärungspflicht. Diese verpflichtet den Arzt oder die Ärztin den/die PatientIn in für ihn/sie verständlicher Weise über Art, Umfang, Durchführung, Folgen und Risiken sowie über die Notwendigkeit, Dringlichkeit und die Erfolgsaussichten der Behandlung aufzuklären. Zudem muss der Arzt oder die Ärztin auf Alternativen zur vorgeschlagenen Maßnahme hinweisen (Bundesministerium für Justiz und Verbraucherschutz 2013).

Die Grenze dieses Gesetzes ist jedoch an dem Punkt erreicht, wo es um die Diagnose einer lebensverändernen, oft nicht heilbaren, Erkrankung geht. Das allgemeine Persönlichkeitsrecht umfasst ein „Recht auf Nichtwissen" bezüglich der eigenen genetischen Veranlagung, was dem Recht auf informelle Selbstbestimmung zugeordnet wird. Dies schützt den Einzelnen vor der Mitteilung von Informationen, die seine gesundheitliche Zukunft betreffen, wenn er das möchte. Das Gesetz ist insbesondere bei der Diagnose von Krankheitsprädispositionen mit ungewissen Heilungschancen von Bedeutung, wie zum Beispiel der Gendiagnostik oder eben der Krebsvorsorge (Bundesgerichtshof 2014).

3. Krankheitsbild Prostatakrebs

3.1 Definition/Diagnose

Die Prostata, auch Vorsteherdrüse genannt, gehört, genau wie der Samenleiter und die Samenbläschen zu den inneren Geschlechsorganen und ist ein Teil der männlichen Fortpflanzungsorgane. Bei einem 20-Jährigen wiegt die Prostata im Normalfall ca. 20 Gramm und hat in etwa die Größe einer Walnuss. Im Körper befindet sie sich vor dem Mastdarm, unterhalb der Blase und sie umschließt die Harnröhre. Sie setzt sich aus Bindegewebe, einer verästelten Drüse und Muskulatur, die für die Entleerung der Drüsenflüssigkeit zuständig ist, zusammen. Diese Drüsenflüssigkeit transportiert und aktiviert die Samenfäden, welche bei der Ejakulation des Mannes durch die Harnröhre bis zur Eichel geschossen werden. Die Prostata lässt sich in verschiedene Zonen unterteilen, von denen die innere und die äußere Zone die wichtigsten sind. Zudem produziert die Prostata die sogenannte PSA (Prostata-spezifisches Antigen)-Substanz, welche dafür zuständig ist, den Samen zu verflüssigen (Stiftung Deutsche Krebshilfe 2016). Inwiefern diese Substanz bei der Früherkennung von Bedeutung ist, wird später noch erläutert. Die Prostata wächst während der Pubertät abhängig von dem Hormonspiegel des Hormons Testosteron und nimmt auch in dieser Zeit erst ihre Funktion auf. Fällt diese hormonelle Stimulation aus, wächst die Prostata nicht und produziert auch kein Sekret. Nach der Pubertät arbeitet Testosteron lebenslang weiter als Wachstumsreiz (Deutsches Krebsforschungszentrum, Krebsinformationsdienst 2014).

Prostatakrebs ist definiert als ein bösartiger Tumor in der Vorsteherdrüse des Mannes, der meist (zu etwa 66%) in der äußeren Region der Drüse lokalisiert ist. Man muss allerdings unterscheiden zwischen einem bösartigen Tumor und einer gutartigen Vergrößerung der Prostata (Prostatahyperplasie), welche jedoch oft die gleichen Symptome hervorrufen. Kommt es zum Krebs in der Prostata, verändern die Zellen in der Drüse sich krankhaft und teilen sich unkontrolliert. Diese Zellen metastasieren später invasiv in gesundes Gewebe benachbarter Organe, häufig auch in die Knochen. Dies geschieht über die Lymph- und Blutbahnen. Allerdings wächst der Tumor meist nur langsam und betrifft zu Beginn nicht das gesamte Organ (Deutsches Krebsforschungszentrum, Krebsinformationsdienst 2014).

3.2 Ursachen/Risikofaktoren

Bei der Identifikation von Ursachen des Prostatakrebs gibt es noch viele Unsicherheiten und die bekannten Hauptursachen lassen sich nicht wirklich beeinflussen. Als bewiesen gilt, dass ein hohes Alter einen Einfluss auf die Enstehung von Prostatakrebs hat. Während im Alter von 35 Jahren nur ein Mann von 3900 in den nächsten 10 Jahren erkrankt, ist es ab dem 45. Lebensjahr schon einer von 220 Männern. Im Zeitraum von 55-64 Jahren erkrankt dann ein Mann von 39 und ab 65 Jahren trifft es einen von 17 Männern (Deutsches Krebsforschungszentrum, Krebsinformationsdienst 2016).

Als weiterer sicherer Risikofaktor gilt der männliche Testosteronspiegel, da Testosteron die Entwicklung der Tumorzellen fördert. Die Rezeptoren der Karzinome reagieren auf Testosteron. Bleibt dieses aus, wird das Tumorwachstum gebremst bzw. gestoppt. Die Testosteronwirkung zur Krebsvorbeugung zu stoppen, hat zwar tatsächlich eine schützende Wirkung gegen Prostatakrebs, ist jedoch mit starken Nebenwirkungen verbunden und deshalb in Deutschland nicht zugelassen (Deutsches Krebsforschungszentrum, Krebsinformationsdienst 2016). Zusammengefasst kann man sagen, dass Testosteron ein wichtiges Hormon ist, solange man nicht an Prostatakrebs erkrankt, sobald dies aber der Fall ist, wirkt ein hoher Testosteronspiegel eher schädlich.

Genetische Faktoren sind als Ursache von Prostatakrebs umstritten, aber mittlerweile sehr wahrscheinlich, jedoch erkranken 90-95% der Männer, ohne dass eine genetische Verbindung hergestellt werden kann. (Deutsches Krebsforschungszentrum, Krebsinformationsdienst 2016). Eine Studie der European Association of Urology konnte zeigen, dass das Risiko, an Prostatakrebs zu erkranken, steigt, wenn viele Verwandte 1. Grades ebenfalls betroffen sind und auch wenn diese Verwandten in einem jungen Alter erkrankt sind (Brandt et al. 2010).

Risikofaktoren, die als sehr unwahrscheinlich oder ausgeschlossen gelten, sind eine zuvor durchgeführte Vasektomie (Durchtrennung der Samenstränge) und ein übermäßiges oder geringes Sexualverhalten. Auch die Ernährung scheint keinen relevanten Einfluss auf die Krebsentwicklung in der Prostata zu haben. Von der WHO wird jedoch empfohlen, auf ein normales Gewicht zu achten und sich ausreichend zu bewegen, da eine Adipositaserkrankung, sowie das metabolische Syndrom als Risikofaktoren in Frage kommen (Deutsches Krebsforschungszentrum, Krebsinformationsdienst 2016).

3.3 Symptome und Nebenwirkungen

Im Anfangsstadium bleibt die Krankheit oft symptomfrei und damit, ohne Früherkennung, unbemerkt. Erst wenn eine bestimmte Größe überschritten ist und das Geschwülst auf die Harnröhre übergreift oder sich im Körper Metastasen bilden, macht sich der Krebs bemerkbar. Im fortgeschrittenen Stadium können folgende Symptome auftreten: Schmerzen in der Prostata (Unterbauch), Beeinträchtigung der Blasen-/Darmentleerung (vermehrter Harndrang, Harnverhaltung), Blut im Urin oder der Samenflüssigkeit, Schmerzen im sogenannten Ischiasnerv vom Rückenmark bis in das Bein sowie eine schmerzhafte oder schwache Erektion oder sogar Impotenz. Allerdings sind all diese Symptome auch bei einer gutartigen Vergrößerung der Prostata üblich (Stiftung Deutsche Krebshilfe 2016). Hinzu kommen jedoch auch noch die psychischen Auswirkungen und die familiäre Belastung durch die Krankheit. Besonders die Angst vor einer Revision der Erkrankung ist groß.

Bei der Behandlung von Prostatakrebs ist aufgrund der Behandlungsmethoden mit Nebenwirkungen zu rechnen. Nach einer OP oder einer Bestrahlung kommt es häufig zu Inkontinenz, die genau wie eine erektile Dysfunktion, sowie ein Libidoverlust das Sexualleben stark beeinträchtigen. Eine Impotenz ist ebenfalls möglich und wirkt sich auf den Kinderwunsch, vor allem junger Männer, aus. Durch die Bestrahlung kann es zudem zu Entzündungen des Enddarms kommen. Weitere Nebenwirkungen aufgrund der Hormontherapie sind Hitzewallungen, Stimmungsschwankungen und Herzkreislaufbeschwerden. Auch ein Zusammenhang zwischen der Therapie und dem Entstehen einer Demenz-Erkrankung wird noch überprüft (Deutsches Krebsforschungszentrum, Krebsinformationsdienst 2017b).

3.4 Prävention und Früherkennung

Einleitend ist es wichtig zu erwähnen, dass eine Früherkennung bei jeglicher Form des Krebses nicht die Entstehung der Krankheit verhindert, sondern lediglich dafür sorgt, dass der Tumor möglicherweise früher erkannt und somit eventuell die Heilungschancen verbessert werden können.

Als Risikofaktor wurde schon zuvor ein hoher Testosteronspiegel beim Mann genannt. Hier versucht die Prävention anzusetzen, indem ein Medikament mit einem Wirkstoff (Finasterid ist bisher am besten untersucht) gegeben werden soll, welches hemmend in den Hormonstoffwechsel eingreift und somit das Krebsrisiko mindert. In der Praxis sind bei solchen Stoffen, verglichen mit Männern, die den Stoff nicht einnahmen, tatsächlich weniger Krebserkrankungen der Prostata zu beobachten. Wenn man sich jedoch die Nebenwirkungen, wie zum Beispiel Probleme bei der Erektionsfähigkeit, Libidoverlust, Brustdrüsenwachstum und auch Inkontinenz anschaut, wundert es nicht, dass bisher keine der geprüften Substanzen eine Zulassung in Deutschland erhalten hat. Zudem müssten Männer das Medikament ein Leben lang einnehmen (Deutsches Krebsforschungszentrum, Krebsinformationsdienst 2017a).

3.4.1 Tastuntersuchung

Welche Methoden gibt es also, den Krebs frühzeitig zu erkennen? In Deutschland haben alle Männer ab dem 45. Lebensjahr einmal jährlich einen Anspruch auf eine rektal-digitale Untersuchung der Prostata. Hierbei tastet der/die Arzt/Ärztin die Prostata vom Enddarm aus nach Knoten und Unregelmäßigkeiten ab und führt oft zusätzlich einen Ultraschall durch. Bei dieser Untersuchung können allerdings nur oberflächliche Tumore identifiziert werden, die sich zu dem Zeitpunkt meist schon in einem späten Stadium befinden und somit die Lebensdauer oft nicht signifikant verlängert werden kann. Die Aussagekraft der Untersuchung ist zudem stark abhängig von der Kompetenz und der Erfahrung des Arztes oder der Ärztin. Positiv an dieser Früherkennungsmethode ist, dass sie keiner großartigen Vorbereitung bedarf und, wenn auch etwas unangenehm, wenig belastend für den Patienten ist. Außerdem gibt es bei korrekter Durchführung keine Nebenwirkungen dieser Methode (Deutsches Krebsforschungszentrum, Krebsinformationsdienst 2017a). Aus diesem Grund wurde in der Prostatakrebs-Leitlinie für Ärzte und Ärztinnen festgelegt: „Die transrektale Ultraschalluntersuchung kann als ergänzende bildgebende Diagnostik eingesetzt werden, wenn sie den geltenden Qualitätsanforderungen genügt." (Arbeitsgemeinschaft der Wissenschaftlichen Medizinischen Fachgesellschaften e.V. 2016: 24) Wenn bei der Tastuntersuchung ein positiver Befund gemacht wurde, folgen weitere diagnostische Maßnahmen.

3.4.2 Der PSA-Test

PSA (Prostata-spezifisches Antigen) ist ein Eiweißstoff, der fast ausschließlich in der Prostata gebildet wird. Beim gesunden Menschen befindet sich nur ein sehr geringer Anteil des PSA im Blut. Dieser Anteil ist mit einem simplen Bluttest nachweisbar und wird in Nanogramm pro Milliliter (ng/ml) angegeben. Der PSA-Test wird bei negativer

Familienanamnese von der Krankenkasse nur bezahlt, wenn die vorangegangene Tastuntersuchung positiv war. Bei Männern, die an Prostatakrebs leiden, ist der PSA-Wert normalerweise erhöht, jedoch bedeutet ein erhöhter PSA-Wert nicht unbedingt, dass Prostatakrebs vorhanden ist, sondern kann auch auf eine gutartige Vergrößerung der Prostata hinweisen. Auch nach dem Geschlechtsverkehr, einer Tastuntersuchung oder körperlicher Anstrengung ist dieser Wert manchmal erhöht (Deutsches Krebsforschungszentrum, Krebsinformationsdienst 2017a). Bei sieben von zehn Männern mit leicht erhöhtem PSA-Wert liegt kein Prostatakrebs vor. Je höher jedoch der Wert, desto wahrscheinlicher wird die Diagnose (Stiftung Deutsche Krebshilfe 2016). Es lässt sich allerdings kein Normalwert festlegen, der für alle Altersgruppen gilt, denn mit steigendem Alter steigt auch der PSA-Wert. In Deutschland gilt jedoch ein Wert von über 4 ng/ml, der in zwei Messungen bestätigt wurde als Begründung, eine Biopsie durchzuführen (Deutsches Krebsforschungszentrum, Krebsinformationsdienst 2017a). Um die Diagnose zu verifizieren, wird auch oft noch eine spezielle Messung des freien PSA-Wertes im Blut gemacht. Teststreifen eignen sich jedoch nicht als Früherkennungsmaßnahme (Stiftung Deutsche Krebshilfe 2016).

Wozu all der Aufwand? Der PSA-Test bringt einige Vorteile gegenüber einer einfachen Tastuntersuchung mit sich. Momentan ist der PSA-Test die bestmögliche Methode zur Früherkennung von Prostatakrebs. Wenn das Ergebnis positiv ist, kann die Therapie früh eingeleitet werden und die Chancen auf Heilung sind oft besser, da der Krebs vielleicht noch nicht metastasiert ist. Die Therapie kann in diesem Stadium oft schonender und ohne große Komplikationen durchgeführt werden. Insgesamt trägt der Test dazu bei, dass weniger Männer an Prostatakrebs sterben, wie später noch verdeutlicht wird. Ist der Test negativ, entlastet das den Patienten. Aber es kann eben auch anders kommen. Ist der Test positiv, bedeutet das nicht zwingend, dass der Tumor, falls vorhanden, dem Körper überhaupt geschadet hätte (sog. Überdiagnose). Es kann aber auch sein, dass der Tumor trotz früher Diagnose nicht mehr heilbar ist, und der Mann im Endeffekt nur länger mit der Diagnose leben muss. Auch möglich ist ein „falscher Alarm". Der Patient hat also einen erhöhten PSA-Wert, ist aber gar nicht an Prostatakrebs erkrankt. Ursache kann zum Beispiel eine Entzündung oder eine gutartige Vergrößerung sein. In diesem Fall unterzieht er sich möglicherweise der physisch und psychisch sehr belastenden Krebstherapie, die eigentlich gar nicht nötig gewesen wäre, und leidet dann unter teils schweren

Nebenwirkungen, wie zum Beispiel Haarausfall, Sehstörungen, Gedächtnisschwund oder Depressionen. Es kann auch passieren, dass der Getestete sich aufgrund eines normalen PSA-Werts fälschlicherweise in Sicherheit wiegt, er jedoch trotzdem unter Prostatakrebs leidet. Der PSA-Test allein stellt also noch keine hundertprozentige Sicherheit dar und es muss in jedem Fall eine, mit Risiken verbundene, Gewebsprobe durchgeführt werden (Stiftung Deutsche Krebshilfe 2016).

3.4.3 Biopsie

Bei einem positiven Tastbefund oder einem PSA-Test mit einem Wert von über 4 ng/ml macht der Arzt oder die Ärztin eine sogenannte Prostatastanzbiopsie um den Verdacht zu bestätigen oder zu widerlegen. Hierbei werden über den Mastdarm, mit Hilfe von Ultraschall, mindestens 12 Gewebezylinder entnommen. Meist verläuft der Eingriff ohne Probleme. Es besteht auch keine Gefahr von Metastasen durch „Zellverschleppung", jedoch kann es dennoch zu Komplikationen kommen. Es können Darmkeime in die Prostata gelangen, die möglicherweise zu einer Entzündung führen und trotz Gabe von Antibiotika bleibt immer ein Restrisiko. Zudem kommt es vor, dass Blutgefäße beschädigt werden, was Blut im Stuhl und Urin zur Folge haben kann. Bei einem negativen Testergebnis wird der PSA-Wert weiterhin kontrolliert und die Biopsie nach 6 Monaten noch einmal wiederholt (Stiftung Deutsche Krebshilfe 2016).

3.4.3 Ergänzende Verfahren durch neue Biomarker

Aufgrund der Unvollkommenheit des PSA-Tests, wird ständig an neuen Methoden zur Früherkennung von Prostatakrebs geforscht. Im Rahmen dieser Forschung wurden in den letzten Jahren einige Biomarker im Körper entdeckt, die bis jetzt nur die Aussagekraft des PSA-Test optimieren, ihn aber in Zukunft komplett ersetzen könnten. Bei diesen Biomarkern unterteilt man in solche, die helfen herauszufinden, wer überhaupt eine Biopsie braucht, wer trotz negativem Ergebnis eine erneute Biopsie erhalten soll und solche, die die Entscheidung erleichtern, bei wem im Endeffekt eine Krebstherapie sinnvoll ist und bei wem nicht. Der Prostate Health Index (phi) bezieht verschiedene Risikofaktoren mit ein und errechnet dann das Risiko des Patienten, tatsächlich an Prosatakrebs zu erkranken. Er dient jedoch lediglich als Unterstützung des PSA-Tests. Das „Prostate Cancer Antigen 3" (PCA3) ist ein Molekül, welches im Urin gemessen wird und dort bei entarteten Prostatazellen 60-100 mal häufiger vorkommt, als im Urin eines Gesunden. Der größte

Vorteil dieses Tests ist, dass der Wert bei einer gutartigen Vergrößerung der Prostata nicht höher ist. Da bis zu 25% der Männer nach einer Biopsie mit einem falsch-negativen Ergebnis entlassen werden, wurden der Test auf PTEN-Gene, der ConfirmMDx-Test und der PCM-Test entwickelt, die genetisch zwischen richtig-negativem Ergebnis und einem möglichen okkultem Krebs unterscheiden können. Dann gibt es zudem noch Tests, wie zum Beispiel dem Prolaris-/ oder Oncotype DX-Test, die dem Arzt oder der Ärztin helfen, die Aggressivität des Tumors zu beurteilen und somit über die Notwendigkeit einer Krebstherapie zu entscheiden (Crawford et al. 2014).

3.5 Therapiemaßnahmen

Die Art der Therapie ist bei Prostatakrebs stark von der TNM-Klassifikation des Tumors und dem Alter des Patienten abhängig. Die TNM-Klassifikation sagt, wie groß der Tumor ist (T), inwiefern Lymphknoten betroffen sind (N) und wie weit fortgeschritten die Metastasierung ist (M). Das bestimmt auch, ob die Therapie kurativ oder palliativ ausgerichtet wird. In frühen Stadien der Krankheit kann es sinnvoll sein, unter ständiger Kontrolle, den Krebs nicht zu behandeln (Aktive Überwachung). Ist der Krebs schon in einem fortgeschrittenen Stadium, gibt es mehrere Möglichkeiten. Bei einer Operation kann die Prostata inklusive der umliegenden Strukturen entnommen werden (Prostatektomie). Auch gibt es die Möglichkeit, den Krebs mit Hilfe einer Bestrahlung zu bekämpfen. Wenn schon benachbarte Organe befallen sind oder sich Fernmetastasen gebildet haben, kommt oft nur noch eine antihormonelle- oder eine Chemotherapie mit den oben bereits erwähnten Nebenwirkungen in Frage. Begleitend kann man über eine psychoonkologische Betreuung nachdenken, da eine Krebserkrankung viele Menschen überfordert (Stiftung Deutsche Krebshilfe 2016).

4. Fachgerechte Wissensvermittlung - Geht das überhaupt?

Die Krebserkrankung der Prostata überfordert viele Patienten schon ab dem ersten ausgesprochenen Verdacht. Deshalb ist es sehr wichtig, dass der Pateint die Krankheit auf die individuell beste Art und Weise verarbeiten kann. Dabei ist die Rolle des Arztes oder der Ärztin, die entscheiden müssen welches Wissen sie dem Patienten weitergeben und wie sie dies tun, von großer Bedeutung. Aus dem Grund sollte eine fachgerechte Vermittlung von Wissen oberste Priorität des Arztgesprächs sein. Erfolgt diese nicht, kann das einen erheblichen Einfluss auf die psychische und physische Gesundheit des Patienten haben.

Mal abgesehen davon, dass es 7,5 Mio. funktionale Analphabeten in Deutschland gibt (Statista 2017), ist es auch für alphabetisierte Menschen oft schwer, Gesundheitsinformationen richtig einzuordnen, was den Nutzen dieser Informationen in Frage stellt. Prof. Dr. Bettina Schmidt zeigt die Komplexität dieser Wissensvermittlung. Abhängig vom Individuum ergeben sich für sie folgende Überlegungen: Soll das Wissen über die Erkrankung vollständig und sachangemessen übermittelt werden oder eher knapp und verständlich? Ist vollständige Informationsklarheit angemessen oder sollte man Informationen zurückhalten, wenn diese Angst und Unsicherheit verursachen könnten? Wie sehr soll ein Fokus auf das persönliche Wohlempfinden des Patienten gelegt werden, wie sehr auf evidenzbasierte Statistiken? Sollen Empfehlungen seitens des Arztes oder der Ärztin ausgesprochen werden, oder ist das manipulativ? Und für welche Bevölkerungsgruppen ist welche Art der Wissensvermittlung sinnvoll (Schmidt 2012)?

Um diese Unsicherheiten etwas einzuschränken, existiert ein Positionspapier mit Empfehlungen für Ärzte und Ärztinnen; die „Gute Praxis Gesundheitsinformationen" des „Deutschen Netzwerks Evidenzbasierte Medizin e.V.". Es wird deutlich gemacht, dass nicht nur über das Krankheitsbild, sondern auch über eine mögliche Fehldiagnostik mit schädigenden Folgen und somit die Vorteile eines Behandlungsverzichts aufgeklärt werden sollte. Zudem sollten nur evidenzbasierte und nicht manipulative Statistiken zu Rate gezogen werden. Eine „ausgewogene Darstellung des möglichen Nutzens und Schadens einer Intervention für jede Gesundheitsinformation" sei wichtig (Deutsches Netzwerk Evidenzbasierte Medizin 2016: 12). Auch speziell für Prostatakrebs gibt es eine von verlässlichen Institutionen erstellte Leitlinie zur Qualität von Früherkennung, Diagnose und Therapie, die auch eine Anleitung zur korrekten Führung des Beratungsgesprächs gibt, wobei nach Krankheitsstadien unterschieden wird. Die Empfehlung zur Durchführung einer Früherkennungsmaßnahme sollte laut Leitlinie nur bei Männern, die über 45 Jahre alt sind und eine mutmaßliche Lebenserwartung von mehr als 10 Jahren haben, ausgesprochen werden. Zudem soll der Patient über die Aussagekraft des Vorsorgetests aufgeklärt werden (Arbeitsgemeinschaft der Wissenschaftlichen Medizinischen Fachgesellschaften e.V. 2016). Im hektischen Praxis- oder Krankenhausalltag kommt es jedoch oft nicht zu einem ausreichend angemessenen Gespräch zwischen Arzt/Ärztin, dem Patienten und den Angehörigen und es werden Dinge verschwiegen oder heruntergespielt, was die Sinnfrage nach der Angemessenheit von Prostatakrebs-Vorsorge nur nochmals unterstützt.

5. Bewertung der Sinnhaftigkeit von Prostatakrebsvorsorge

Die bisherigen Analysen dieser Hausarbeit geben schon viele Gründe, die Sinnhaftigkeit der Prostatakrebs-Vorsorge zu hinterfragen. Diese werden im Folgenden noch einmal zusammengetragen und mit weiteren Fakten hinterlegt.

Eine beeindruckende Statistik zum PSA-Test liefern die Deutsche Krebshilfe und die Deutsche Krebsgesellschaft (DKG) auf Grundlage der, für deutsche Empfehlungen angepassten, Ergebnisse der Europäischen Randomisierten Screening-Studie (ERSPC) mit 13 Jahren Beobachtungszeit, an der Männer im Alter von 55-64 Jahren teilnahmen.

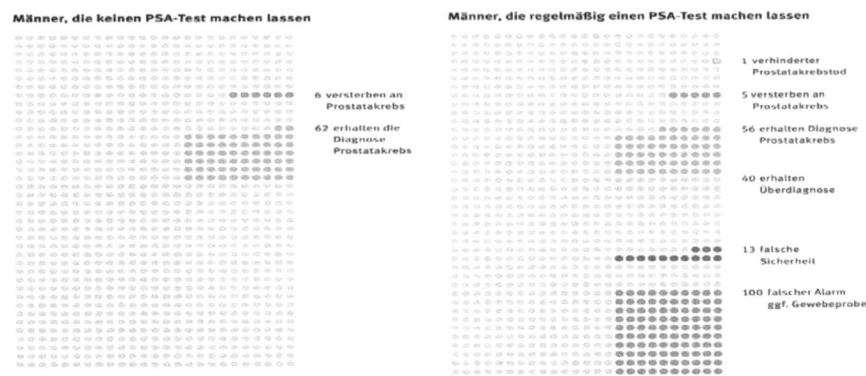

Abbildung 1 (links): 10-Jahres Überlebensrate der Männer, die keinen PSA-Test machen ließen (Quelle: Stiftung Deutsche Krebshilfe 2016: 18)

Abbildung 2 (rechts): 10-Jahres Überlebensrate der Männer, die regelmäßig einen PSA-Test machen ließen (Quelle: Stiftung Deutsche Krebshilfe 2016: 19)

Von allen Männern, die den PSA-Test nicht durchführen ließen, erhielten in den nächsten 10 Jahren 68 von 1000 die Diagnose Prostatakrebs. 6 von ihnen verstarben in dem Zeitraum an der Krankheit. Wesentlich komplexer wird es bei den Männern, die den PSA-Test regelmäßig durchführen ließen. Von 1000 Männern wurde bei 201 zuerst einmal der Verdacht auf Prostatakrebs geäußert, denn ein erhöhter PSA-Wert kann viele Gründe haben (siehe 3.4.2). Bei 100 dieser 201 Männer stellte sich dies, teilweise nach einer Biopsie, als falscher Alarm heraus. Weitere 40 von ihnen wurden überdiagnostiziert, erhielten also eine Therape, die sie niemals benötigt hätten, inklusive möglicher Nebenwirkungen. Bei 61 Personen entwickelte sich tatsächlich ein bösartiger Prostatakrebs, jedoch verstarben nur 5 dieser 61 Personen. Verglichen mit den 6 Personen, die ohne PSA-Test an der Krankheit verstorben sind, kommt man am Ende auf genau einen Mann von 1000, dessen Tod durch Prostatakrebs man aufgrund des PSA-Tests verhindern kann (Stiftung Deutsche Krebshilfe 2016).

Solche Statistiken werden oft falsch dargestellt, denn wenn man in einem Artikel lesen würde: „Der PSA-Test reduziert das Sterberisiko um fast 20%", ist das zwar nicht falsch, hört sich aber viel beeindruckender an, als wenn man mit absoluten Zahlen arbeitet, was die Empfehlungen des Deutschen Netzwerks Evidenzbasierte Medizin e.V. bekräftigt, dass Ärzte geschult werden müssen, Informationen richtig einzuordnen (Deutsches Netzwerk Evidenzbasierte Medizin 2016).

An dieser Stelle folgt eine theoretische Überlegung, die auf die Fehlerhaftigkeit der so genannten 5- oder 10-Jahres-Überlebensraten hinweist. Im optimalen Fall erkennt man durch einen PSA-Test den Krebs rechtzeitig und der Patient lebt tatsächlich länger, weil der Tumor noch in einem Anfangsstadium war und man ihn somit besser bekämpfen konnte. Das ist aber nicht immer der Fall. Wenn bei einer Person (A) durch den PSA-Test Prostatakrebs nachgewiesen wird, geschieht dies meist zu einem früheren Zeitpunkt als durch eine Tastuntersuchung oder bei Untersuchungsverzicht (Person B). Sterben beide Personen jedoch zum gleichen Zeitpunkt, hat Person A die 5-/10-Jahres-Grenze vielleicht schon überschritten, einfach weil er eher mit Prostatakrebs diagnostiziert wurde, Person B jedoch nicht. Im Endeffekt hat der PSA-Test dann nur dazu geführt, dass Person A länger mit der Diagnose und möglichen Folgen leben musste.

Wenn man sich jetzt noch die zuvor genannten Risiken der Früherkennungsmaßnahmen (Blutungen, Entzündungen,…) sowie der Therapie (Inkontinenz, Impotenz, Muskelschwund, Haarausfall,...) anschaut (siehe 3.3), legitimiert das die Zweifel, ob der mögliche Schaden der Früherkennungsmaßnahmen nicht den Nutzen überwiegen könnte. Jedoch ist nicht zu vergessen, dass der Test im Endeffekt Leben rettet und eine rechtzeitige Entdeckung des Tumors, in einigen wenigen Fällen, Überleben anstatt Tod bedeutet (siehe Abb. 1 + 2)

Alles in allem beinhaltet sowohl die Entscheidung für, als auch die gegen den PSA-Test, einige schwer kalkulierbare Risiken. Die Entscheidung sollte in jedem Fall individuell durch ein konstruktives Zusammenwirken zwischen ÄrztInnen, Angehörigen und dem Betroffenen selbst, bezogen auf seine persönliche Situation, getroffen werden. Trotz möglicher Schwierigkeiten in der Vermittlung von Wissen, sollte der Patient sowohl über den Nutzen als auch den Schaden der Bahandlung aufgeklärt werden und er sollte sich bewusst werden, ob er für die möglichen Folgebehandlungen und deren Risiken bereit ist. Auch sollte dem Patienten bewusst sein, dass er nicht alles was der Arzt oder die Ärztin sagt, einfach hinnehmen muss, sondern dass er ein Recht auf eine freie Arztwahl hat (Bundesministerium für Justiz und Verbraucherschutz 1988). Erst wenn dem Patienten das bewusst ist, sollte eine gemeinsame Entscheidung getroffen werden. Allerdings lässt es sich laut dem Soziologen Niklas Luhmann nicht verhindern, dass Risiken, die wir eingehen (z.B. nicht zur Früherkennung zu gehen) und deren Folgen, immer auf unsere Entscheidungen bezogen werden (Luhmann 1993).

6. Fazit

Nach allen zuvor herausgestellten Erkenntnissen werden die erarbeiteten Ergebnisse zusammengefasst und evaluiert und somit kann, rückblickend auf die Einleitung, festgestellt werden, ob die Forschungsfrage hinreichend beantwortet wurde.

Zuerst konnte eine Definition des Begriffs „Nichtwissen" gegeben und dessen kontroverse Betrachtung herausgearbeitet werden, indem gezeigt wurde, dass Wissen belastend wirken kann und der Nutzen von Wissen manchmal fraglich ist. Der Bezug des Begriffs zum Gesundheitssektor und die Schwierigkeit evidenzbasierten Gesundheitswissens wurde erklärt. Darauf basierend wurde gezeigt, dass das „Recht auf Nichtwissen" im Zuge des Persönlichkeitsrechts manchmal über der ärztlichen Aufklärungspflicht steht.
Im nächsten Teil folgte eine detaillierte Übersicht über das Krankheitsbild von Prostatakrebs. Die Krankheit wurde definiert und es wurden mögliche Risikofaktoren diskutiert, Symptome sowie Nebenwirkungen dargestellt und Therapiemaßnahmen erklärt. Die verschiedenen Methoden der Früherkennung und deren Vor- und Nachteile wurden besonders intensiv betrachtet und hierbei der PSA-Test als bislang beste, jedoch stark umstrittene Methode bewertet, indem mögliche Diagnosefehler herausgestellt wurden.
Daraufhin folgte eine Auflistung neuer Biomarker, die in Zukunft von Relevanz bei der Behandlung von Prostatakrebs sein könnten und von denen einige als erfolgsversprechend bewertet werden konnten.

Im Anschluss an das Krankheitsbild konnte erarbeitet werden, aus welchen Gründen eine fachgerechte Vermittlung von Gesundheitswissen so schwer ist und wie versucht wird, dieses Problem mit verschiedenen Leitlininen für Ärzte und Ärztinnen zu bewältigen. Es wurde gezeigt, dass diese Leitlinien schon die Aufforderung beinhalten, den Patienten sowohl über die Risiken einer Behandlung als auch über die Vorteile von Behandlungsverzicht aufzuklären, dass sie in der Praxis jedoch noch besser eingebracht werden sollten.

Schließlich erfolgte anhand weiterer Fakten zur Effektivität des PSA-Tests eine Bewertung der Sinnhaftigkeit der Prostatakrebs-Früherkennung. Hierbei wurde erarbeitet, dass es im Endeffekt eine individuelle Entscheidung sein sollte, ob man zur Früherkennung geht oder nicht, dass aber in jedem Fall vorher alle Fragen im Zusammenhang mit den Folgen einer Entscheidung für oder gegen den Test besprochen werden müssen.

Die in der Einleitung bereits vermutete Public-Health-Relevanz konnte durch die Hausarbeit nochmals bekräftigt werden. Da die Anzahl der Betroffenen so groß ist, die Nebenwirkungen der Therapie lebensbestimmend sein können, die Arzt-Patienten Kommunikation oft problematisch ist und die Effektivität der Früherkennung nicht eindeutig belegt werden kann, muss im Gesundheitssektor weiterhin Aufklärung betrieben werden, die den Männern die Möglichkeit gibt, ihre individuelle Entscheidung begründet und reflektiert zu treffen. Dennoch ist es auch von großer gesundheitswissenschftlicher Relevanz, dass im Bereich der Biomarker von Prostatakrebs weiter geforscht wird, um in Zukunft vielleicht eine Methode der Früherkennung zu entwickeln, die zuverlässigere Ergebnisse liefert.

Die Forschungsfrage kann dahingehend beantwortet werden, dass es für viele Männer sehr viel sinnvoller sein kann, sich nicht im Rahmen einer Vorsorgeuntersuchung auf die Existenz von Prostatakrebs untersuchen zu lassen, da sie ansonsten sehr viele vermeidbare physische und psychische Risiken eingehen. Eine sinnvolle Empfehlung aus Public-Health-Sicht wäre daher, Männern den PSA-Test sowohl mit seinem möglichen Nutzen aber besonders mit den sich daraus möglicherweise ergebenen vermeidbaren Risiken weiterhin als Option zur Früherkennung bereitzustellen, bis eine sinnvollere Methode existiert. Der Grund: Es kann eben auch sein kann, dass die frühe Erkennug des Tumors im Körper dem Patienten am Ende das Leben rettet oder es um wertvolle Jahre verlängert. Diese Option sollte man ihm nicht verweigern. Daher ist meine persönliche

Schlussfolgerung, dass es auf die individuelle Entscheidung jedes Mannes hinauslaufen muss, die zu treffen eine große Herausforderung sein kann und bei der er auf beste Art und Weise unterstützt werden sollte.

Dabei muss immer bedacht werden, wie komplex Gesundheitswissen ist, und dass man sich als Einzelner nicht verantwortlich fühlen muss für die Folgen von Entscheidungen, die von WissenschaftlerInnen vielleicht als risikoreich bewertet wurden. Je mehr wir über Prävention zu wissen glauben, desto fahrlässiger wird das Handeln des Individuums bewertet, das dieses Wissen ignoriert, denn: Wissen über Prävention impliziert Macht, Verhalten zu steuern und Verhältnisse zu ändern (vgl. Bröckling 2004). Wir müssen einfach lernen mit dem (Rest-)Risiko, welches nach einer gut bedachten Entscheidung, wie auch immer diese ausfällt, bleibt, nicht nur zu leben, sondern auch gut zu leben.

7. Literaturverzeichnis

Arbeitsgemeinschaft der Wissenschaftlichen Medizinischen Fachgesellschaften e.V. (2016). Interdisziplinäre Leitlinie der Qualität S3 zur Früherkennung, Diagnose und Therapie der verschiedenen Stadien des Prostatakarzinoms. Berlin. Verfügbar unter: http://www.awmf.org/uploads/tx_szleitlinien/043-022OLk_S3_Prostatakarzinom_2016-12.pdf [26.09.2017]

Bibliographisches Institut (2017). Nichtwissen, das. Berlin. Verfügbar unter: http://www.duden.de/rechtschreibung/Nichtwissen [20.09.2017]

Bundesgerichtshof (2014). Urteil vom 20. Mai 2014 – VI ZR 381/13 –, Neue Juristische Wochenschrift 2014, S. 2190–2192

Bundesministerium für Justiz und Verbraucherschutz (1988). Sozialgesetzbuch (SGB) Fünftes Buch (V) - Gesetzliche Krankenversicherung - § 76 Freie Arztwahl

Bundesministerium für Justiz und Verbraucherschutz (2013). Bürgerliches Gesetzbuch (BGB) - § 630e Aufklärungspflichten

Brandt A., Bermejo JL., Sundquist J., Hemminki K. (2010). Age-specific risk of incident prostate cancer and risk of death from prostate cancer define d by the number of affected family members. European Association of Urology, 58(2):275-80

Bröckling, U. (2004). Prävention. In: Bröckling U., Krasmann S., Lemke T. (Hrsg). Glossar der Gegenwart, F.a.M., S. 210-215

Crawford ED, Ventii K, Shore ND. (2014). New Biomarkers in Prostate Cancer. Oncology (Williston Park), 28(2):135-42

Deutsches Netzwerk Evidenzbasierte Medizin (2016). Gute Praxis Gesundheitsinformation. Berlin. Verfügbar unter: http://www.ebm-netzwerk.de/pdf/publikationen/gpgi2.pdf [25.09.2017]

Deutsches Krebsforschungszentrum, Krebsinformationsdienst (2014). Prostatakrebs – eine Einführung. Anatomie, Tumorbildung, Krebsstatistik. Verfügbar unter: https://www.krebsinformationsdienst.de/tumorarten/prostatakrebs/einfuehrung.php#inhalt3 [23.09.2017]

Deutsches Krebsforschungszentrum, Krebsinformationsdienst (2016). Prostatakrebs:
    Risikofaktoren und Vorbeugung. Verfügbar unter:
    https://www.krebsinformationsdienst.de/tumorarten/prostatakrebs/risikofaktoren.php
    [23.09.2017]

Deutsches Krebsforschungszentrum, Krebsinformationsdienst (2017 a). Prostatakrebs –
    Früherkennung: PSA-Test noch immer umstritten. Verfügbar unter:
    https://www.krebsinformationsdienst.de/tumorarten/prostatakrebs/psa-test-
    frueherkennung.php [23.09.2017]

Deutsches Krebsforschungszentrum, Krebsinformationsdienst (2017 b). Prostatakrebs –
    Symptome und Diagnostik: Was tun bei Krebsverdacht?. Verfügbar unter:
    https://www.krebsinformationsdienst.de/tumorarten/prostatakrebs/diagnostik.php
    [23.09.2017]

Ferlay J., Soerjomataram I., Ervik M., Dikshit R., Eser S., Mathers C., Rebelo M., Parkin
    DM., Forman D., Bray, F. (2012). Prostate Cancer. Estimated Incidence, Mortality
    and Prevalence Worldwide in 2012. Lyon, France. International Agency for
    Research on Cancer, World Health Organization. Verfügbar unter:
    http://globocan.iarc.fr/Pages/fact_sheets_cancer.aspx [24.09.2017]

Gottschalk-Mazouz, N. (2007). Was ist Wissen? Überlegungen zu einem Komplexbegriff an
    der Schnittstelle zwischen Philosophie und Sozialwissenschaften. In: Ammon S.,
    Heineke C., Selbmann K. (Hrsg.), Wissen in Bewegung. Dominanz, Synergien und
    Emanzipation in der Praxen der `Wissensgesellschaft`. Weilerswist: Vellbrück,
    2007, S. 21-40

Luhmann N. (1993) Die Moral des Risikos und das Risiko der Moral. In: Bechmann G.
    (Hrsg) Risiko und Gesellschaft. Wiesbaden. VS Verlag für Sozialwissenschaften

Roehrborn CG., Black LK. (2011). The economic burden of prostate cancer. Dallas, USA.
    BJU International, 108(6): 806-13

Schmidt, B. (2012). Kann Wissen Berge versetzen?. Impulse für Gesundheitsförderung.
    Verfügbar unter: http://www.gesundheit-nds.de/CMS/images/stories/PDFs/LVG-
    Newsletter-Nr74-Web.pdf [27.09.2017]

Statista (2017). Hochgerechnete Anzahl der Analphabeten und Menschen, die nur
    fehlerhaft schreiben können, in Deutschland in Millionen. Quelle: Uni Hamburg.
    Verfügbar unter:
    https://de.statista.com/statistik/daten/studie/180609/umfrage/analphabetismus-und-
    fehlerhaftes-schreiben-in-deutschland/ [24.09.2017]

Stehr, N. für bpb.de (2013). Wissen und der Mythos vom Nichtwissen. Bonn. Verfügbar unter: http://www.bpb.de/apuz/158666/wissen-und-der-mythos-vom-nichtwissen?p=all [23.09.2017]

Stiftung Deutsche Krebshilfe (2016). Die blauen Ratgeber. Prostata Krebs. Antworten. Hilfen. Perspektiven. Bonn. Verfügbar unter: https://www.krebshilfe.de/fileadmin/Downloads/PDFs/Blaue_Ratgeber/017_0116.pdf [24.09.2017]

Zentrum der Gesundheit (2017). Prostatakrebs - Gefahr durch PSA-Test. Verfügbar unter: https://www.zentrum-der-gesundheit.de/prostatakrebs-psa-test-ia.html [22.09.2017]

Zentrum für Krebsregisterdaten im Robert Koch-Institut (2016). Bericht zum Krebsgeschehen 2016. Berlin. Vefügbar unter: http://www.krebsdaten.de/Krebs/DE/Content/Publikationen/Krebsgeschehen/Krebsgeschehen_download.pdf?__blob=publicationFile [25.09.2017]

BEI GRIN MACHT SICH IHR WISSEN BEZAHLT

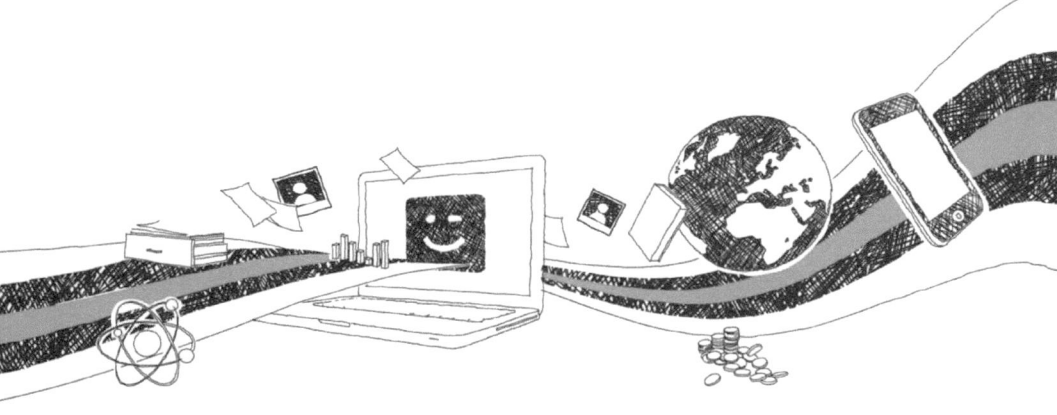

- Wir veröffentlichen Ihre Hausarbeit, Bachelor- und Masterarbeit

- Ihr eigenes eBook und Buch - weltweit in allen wichtigen Shops

- Verdienen Sie an jedem Verkauf

Jetzt bei www.GRIN.com hochladen und kostenlos publizieren

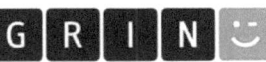